AF369577

POISONS

ET CONTREPOISONS

OU

TOXICOLOGIE SIMPLE ET FACILE

À L'USAGE DE LA MARINE

PAR L.-M. PIOGER

Professeur, élève de l'école normale ecclésiastique des Carmes

PARIS

JULIEN, LANIER ET Cⁱᵉ, ÉDITEURS

RUE DE BUCI, 4, F. S.-G.

1854

TOXICOLOGIE NAVALE.

PRÉFACE.

Ce petit ouvrage n'est qu'un abrégé de notre grand tableau des poisons et contrepoisons, à l'usage de toutes les classes de la société. Nous l'avons composé à la demande d'un examinateur de la marine, qui a revu ces quelques pages, et qui a trouvé qu'elles pourraient être utiles aux capitaines des navires de la marine marchande, soit pendant la traversée, soit dans les pays où ils pourraient aborder.

Cette toxicologie accompagnera nécessairement la boîte de médicaments que tout capitaine doit avoir à bord. Nous espérons donc que ces quelques pages seront accueillies avec bienveillance par la marine; dans ce but, nous n'avons rien négligé pour le rendre clair, facile, et le donner en même temps à un prix presque fabuleux.

L.-M. PIOGER.

TOXICOLOGIE

SIMPLE ET FACILE

A L'USAGE DE LA MARINE.

SYMPTOMES.	CARACTÈRES DISTINCTIFS.	NOMS DES POISONS.	TRAITEMENT OU CONTREPOISON.

1° Empoisonnement par les Acides.

(Poisons ordinairement liquides.)

SYMPTOMES.	CARACTÈRES DISTINCTIFS.	NOMS DES POISONS.	TRAITEMENT OU CONTREPOISON.
Chaleur âcre et brûlante à la gorge. — Bouche sèche et marquée de taches blanches, ainsi que les lèvres (*jaunes par l'Acide nitrique ou eau forte*). — Soif inextinguible. — Vomissements sanguinolents et difficiles. — Douleurs affreuses à l'estomac; le malade ne peut supporter aucun attouchement à cette partie. — Froid glacial, aux membres inférieurs surtout, — Mouvements convulsifs des lèvres. — Difficulté ou impossibilité d'uriner. *Ordinairement le malade ne perd pas la raison.*	1° Les *Acides* font effervescence (écument), lorsqu'on les verse sur de la craie (carbonate de chaux); 2° Ils rougissent la teinture de *tournesol.*	*Acide sulfurique* (vitriol). *Ac. nitrique* (eau forte). *Ac. chlorhydrique* (Acide muriatique). *Ac. acétique concentré* (vinaigre pur). *Ac. oxalique* (sel d'oseille). *Ac. prussique.*	1° — L'Acide prussique frappe comme la foudre, même appliqué sur les bras nus; il y a donc peu d'espoir de guérison. 2° — Tous les autres *Acides* sont combattus ou neutralisés par les procédés suivants : A — On réduit en poudre de la *craie* ou *blanc d'Espagne* ordinaire, ou du *marbre blanc* ou même du *tufeau,* qu'on bat avec du lait (environ 50 gr. de craie sur un litre de lait), on en donne au malade tant qu'il peut en avaler. B — On fait prendre promptement 32 gr. (1 once) de *magnésie calcinée,* dans un litre d'eau tiède. — On ne cesse que lorsque le malade ne peut plus en avaler. C — Si on n'a aucune des substances précédentes à sa disposition, on fait dissoudre 16 gr. (1/2 once) de savon par 1/2 litre d'eau tiède, et on fait prendre de 2 minutes en 2 minutes. D — Enfin, on pourrait encore se servir de *lessive* mélangée avec du *lait.* Si les Acides n'avaient attaqué que l'extérieur, on se contenterait de frotter l'endroit attaqué avec de la craie.

N. B. Il ne faut pas perdre de vue que, dans tous les empoisonnements, il faut faire vomir, avant ou après avoir fait prendre le contrepoison, pour débarrasser l'estomac; par conséquent : 1° On donne 1/2 verre d'huile, puis on chatouille l'arrière-bouche avec les barbes d'une plume. — 2° Si l'huile n'excite pas les vomissements, on administre, dans un verre d'eau tiède, 1 grain d'émétique (5 centigr.). — Si les accidents ne cessent pas, on donne de nouveau le contrepoison, puis l'émétique, etc.

Le lait ne doit jamais, en règle générale, être regardé comme contrepoison, mais comme *enveloppant,* c'est-à-dire qu'il *tapisse* les parois de l'estomac et arrête, pendant un instant, l'effet du poison.

SYMPTÔMES.	CARACTÈRES DISTINCTIFS.	NOMS DES POISONS.	TRAITEMENT OU CONTREPOISON.

2° Empoisonnement par les Alcalis ou Caustiques.

(Poisons tantôt solides, tantôt liquides.)

SYMPTÔMES.	CARACTÈRES DISTINCTIFS.	NOMS DES POISONS.	TRAITEMENT OU CONTREPOISON.
Les *symptômes* de l'empoisonnement par les *Alcalis* sont à peu près les mêmes que par les *Acides* ; cependant les brûlures apparentes sont moins vives. Il faut donc avoir recours aux caractères distinctifs. *Le malade conserve la raison.*	1° Les matières rendues ramènent au bleu le tournesol rougi par un acide ; 2° Elles verdissent le sirop de violettes.	*Chaux vive.* *Potasse caustique* (pierre à cautère). *Soude* (lessive des savonniers). *Ammoniaque* (alcali volatil). *Magnésie.* *Baryte*, etc.	1° On mêle à un verre d'eau une cuillerée de *vinaigre* qu'on fait prendre de 2 minutes en 2 minutes, jusqu'à neutralisation du poison ; 2° Le *jus de citron* se donne de la même manière et s'administre de même ; 3° On administre également 1 gramme d'*acide sulfurique* (vitriol) dans un litre d'eau ; 4° Les vomissements doivent être excités avec l'*huile* ou l'*émétique* ; 5° On peut faire prendre du *lait* qui, comme l'huile, empêche la corrosion de l'estomac.

3° Empoisonnement par les Oxydes et Sels d'Arsenic.

SYMPTÔMES.	CARACTÈRES DISTINCTIFS.	NOMS DES POISONS.	TRAITEMENT OU CONTREPOISON.
Saveur métallique et âcre. — Serrement de la gorge. — Vomissements. — Déchirement de l'estomac et des entrailles. — Salive abondante. — Excréments sanguinolents — Respiration difficile. — Hoquet. — Soif ardente. — Convulsions. — Froid glacial. Altération profonde des traits de la face. *Le plus ordinairement délire.*	L'Arsenic et ses sels, mis sur des charbons ardents, répandent une forte odeur d'ail.	*Ac. arsénieux* (vulgairement arsenic), ou *oxyde blanc d'Arsenic.* *Arsénites de potasse et de soude.* *Arséniates de potasse et de soude.* *Sulfures d'arsenic* (réalgar, orpiment).	Avant tout, il faut se hâter de faire vomir le malade, puis on administre dans de l'eau : 1° De la *magnésie caustique*, qu'on obtient facilement en calcinant, à une chaleur modérée, la magnésie blanche des pharmaciens. (La magnésie ne doit pas être trop fortement chauffée) ; 2° On peut faire avaler de l'*hydrate de peroxide de fer* étendu d'eau. — On l'obtient en versant du *carbonate de soude* (soude du commerce) dans une dissolution chaude d'un sel de peroxyde de fer, et lavant bien le précipité ; 3° A défaut de *magnésie* et de *peroxyde de fer*, qu'on ne peut guère se procurer que dans les villes, on fait avaler du *lait* et de la *craie*, comme ci-dessus pour les acides, puis un peu de vin pur, enfin de l'huile et de l'émétique.

On peut encore faire avaler et donner en lavement en même temps le mélange suivant : 62 gram. eau-de-vie, 62 gram. vin ordinaire pur, 124 gram. bouillon gras et tiède.

Les lavements avec 32 grammes d'eau-de-vie seulement doivent être continués pendant 24 heures, de 3 heures en 3 heures.

SYMPTÔMES.	CARACTÈRES DISTINCTIFS.	NOMS DES POISONS.	TRAITEMENT OU CONTREPOISON.

4° Empoisonnement par le Mercure et ses Sels.

SYMPTÔMES.	CARACTÈRES DISTINCTIFS.	NOMS DES POISONS.	TRAITEMENT OU CONTREPOISON.
Les mêmes que pour les substances arsénicales.	1° Les substances mercurielles, chauffées avec la potasse dans un tube recourbé, donnent des goutelettes de mercure. 2° Un sel de mercure, frotté sur une lame de cuivre, la blanchit. Le feu fait disparaître cette tache.	*Deutochlorure de mercure* (sublimé corrosif). *Nitrates de mercure.* *Deutoxide de mercure* (précipité rouge). *Persulfure de mercure* (cinabre).	1° On fait avaler du *lait* en grande quantité, puis on bat promptement 15 à 20 *blancs d'œufs* dans de l'eau froide (4 à 5 verres) et on prend cette boisson de 2 minutes en 2 minutes. Le poison est enveloppé et on favorise les vomissements. — Dans l'empoisonnement par le *sublimé corrosif*, il ne faut pas trop prendre de blancs d'œufs, parce que ce composé est soluble dans un excès de cet antidote. On peut remplacer les blancs d'œufs par quelques cuillerées de farine. 2° Après cessation des douleurs, on fait usage de *lait* ou de *boisson mucilagineuse* (visqueuse ou gluante).

5° Empoisonnement par les Oxydes et Sels de Cuivre.

SYMPTÔMES.	CARACTÈRES DISTINCTIFS.	NOMS DES POISONS.	TRAITEMENT OU CONTREPOISON.
Les mêmes que pour les substances arsénicales.	Les sels de cuivre sont presque tous verts ou bleus; ils précipitent en bleu par l'ammoniaque.	*Acétate et sous-acétate de cuivre* (vert-de-gris). *Sulfate de cuivre* (couperose bleue du commerce). *Nitrate de cuivre.*	1° Le contrepoison est le même que pour les *substances mercurielles.* 2° On peut faire prendre une grande quantité *d'eau fortement sucrée* qui, dit-on, est un excellent contrepoison des sels de cuivre, sans qu'on sache comment elle agit.

6° Empoisonnement par les Sels d'Argent (PIERRE INFERNALE).

SYMPTÔMES.	CARACTÈRES DISTINCTIFS.	NOMS DES POISONS.	TRAITEMENT OU CONTREPOISON.
Les mêmes que pour les substances arsénicales.	Les sels d'argent tachent la peau en noir qui disparait facilement avec une solution de cyanure de potassium ou d'ammoniaq. chaude.	*Nitrate d'argent* (pierre infernale).	Le *sel de cuisine* (chlorure de sodium) est le meilleur contrepoison des *sels d'argent.* On en fait *donc avaler plusieurs verres;* les vomissements expulsent le poison et les douleurs cessent. Dans ce traitement il s'est formé un *chlorure d'argent* complètement insoluble dans l'eau.

SYMPTÔMES.	CARACTÈRES DISTINCTIFS.	NOMS DES POISONS	TRAITEMENT OU CONTREPOISON.

7° Empoisonnement par les Sels de Plomb.

SYMPTÔMES.	CARACTÈRES DISTINCTIFS.	NOMS DES POISONS	TRAITEMENT OU CONTREPOISON.
Saveur sucrée et métallique, astringente et désagréable. — Vomissements opiniâtres et douloureux. — Douleurs à l'estomac. — Crachement de sang venant de l'estomac, etc. Tous les symptômes des sels de mercure.	Les sels de plomb sont blancs, et ont une saveur sucrée styptique; ils sont précipités en blanc par les alcalis.	*Acétate de plomb* (sel de saturne). *Sous-acétate de plomb* (extrait de saturne). *Carbonate de plomb* (blanc de céruse). *Protoxyde de plomb* (litharge).	On fait avaler, dans de l'eau tiède, du *sulfate de soude* (sel de Glauber) ou du *sulfate de magnésie* (sel d'Epsom). A leur défaut on se sert d'*eau de puits*.

8° Empoisonnement par les Sels de Bismuth, de Zinc et d'Étain.

SYMPTÔMES.	CARACTÈRES DISTINCTIFS.	NOMS DES POISONS	TRAITEMENT OU CONTREPOISON.
Les mêmes que pour l'Arsenic.	Les sels de bismuth sont blancs et précipités en blanc par l'eau. Les sels de zinc sont blancs. Les sels d'étain sont souvent colorés.	*Nitrate* et *sous-nitrate de bismuth* (blanc de fard). *Sulfate de zinc* (vitriol blanc).	(L'empoisonnement a lieu par les sels de *zinc*, quand on se sert de casseroles de zinc mal étamées, que le plus faible acide attaque, même le beurre, l'eau et quelques sels). On fait vomir, on donne du *lait*, de la *craie* et de l'*émétique*.

9° Empoisonnement par l'Émétique et autres Sels d'Antimoine.

SYMPTÔMES.	CARACTÈRES DISTINCTIFS.	NOMS DES POISONS	TRAITEMENT OU CONTREPOISON.
Vomissements opiniâtres. — Selles copieuses. — Difficulté d'avaler. — Serrement de gorge. — Oppression. — Crampes. — Anéantissement et les symptômes de l'Arsénic.	Les sels d'antimoine, chauffés jusqu'au rouge avec de la potasse et du charbon, donnent de l'Antimoine métallique. — Ils sont précipités en blanc par l'eau.	*Émétique* ou *tartre stibié*. *Le kermès minéral*. *Le soufre doré d'antimoine*. *La poudre d'algaroth*. *Le beurre d'antimoine*.	1° Lorsque les vomissements se manifestent et sont fréquents: On les favorise en donnant de l'eau tiède rendue nauséabonde par un *alcali*, ou par l'*eau sucrée*. On donne abondamment, trois ou 4 fois dans 3/4 d'heure, dans un verre d'eau, *une once de décoction de têtes de pavot* ou de *sirop diacode*, si les douleurs ne cessent pas et si les vomissements continuent trop longtemps; 2° Lorsque le malade ne vomit pas : On fait vomir; si on n'y parvient pas, on fait bouillir, pendant dix minutes, dans deux pintes d'eau, *3 ou 4 noix de galle écrasées*, ou *45 grammes de quinquina*, d'*écorce de chêne* ou de *saule*, ou du *thé*. On donne par verre.

SYMPTÔMES.	NOMS DES POISONS.	TRAITEMENT OU CONTREPOISON.

10° Empoisonnement par les Cantharides (INSECTE COLÉOPTÈRE).

Difficulté d'uriner. — Urine sanguinolente, et quelquefois, chez les femmes, hémorrhagie utérine. — Convulsions et mort.	Les *cantharides* en poudre ou en teinture, prises à l'intérieur ou appliquées simplement sur la peau, peuvent occasionner la mort.	On délaie promptement un *jaune d'œuf* avec du *camphre* et on donne par doses; Sans cela, le seul remède est de favoriser le vomissement et de faire boire du *lait* ou de *l'huile d'olive*. Les liquides huileux ne doivent être employés qu'à la dernière extrémité.

11° Empoisonnement par les Végétaux irritants.

Sorte d'ivresse. — Abattement extrême. — Pouls faible et lent. — Enfin la mort ne tarde pas à arriver.	*Anémone pulsatile.* *Vigne blanche* ou *clématite.* *Concombre sauvage.* *Chélidoine* ou *éclaire.* *L'euphorbe.* *La renoncule des prés*, etc.	Orfila conseille de faire *vomir* immédiatement, puis d'administrer plusieurs *petites tasses de café* préparé en versant un litre d'eau bouillante sur 6 à 8 onces de café en poudre, et laissant infuser 25 à 30 minutes. S'il est rejeté par le vomissement, on l'administre en lavements.

12° Empoisonnement par les Narcotiques.

Vertige. — Assoupissement. — Délire. — Faiblesse ou paralysie des membres. — Mouvements convulsifs et mort prompte.	*Opium.* *Morphine.* *Amandes amères.* *Laitue vireuse.* *Feuilles de pêcher*, et autres plantes qui contiennent de *l'acide prussique* (acide cyanhydrique). *La morelle.*	On excite le *vomissement* avec 3 grains de *sulfate de cuivre* (couperose bleue), ou 24 grains de *sulfate de zinc* (vitriol blanc). — Dans l'empoisonnement par *l'acide prussique* affaibli (amandes amères, etc.), Orfila conseille 3 *ou 4 cuillerées d'huile de térébenthine*, dans autant de *tasses de café*, de 1/2 heure en 1/2 heure. — Dans les autres cas, on donne un *lavement purgatif* avec 15 *grammes de séné et 15 grammes de sel*, bouillis pendant 10 à 12 minutes.

13° Empoisonnement par les poisons Narcotico-Acres.

Ces poisons, à l'intérieur ou à l'extérieur, produisent l'agitation. — Cris aigus. — Délire. — Vomissements. — Coliques. — Diarrhée. — Sorte d'ivresse. — Renversement de tête et asphyxie par la Noix vomique ou par la Strychnine.	*Belladone.* *Tabac.* *Ciguë.* *Camphre.* *Laurier rose.* *Digitale.* *Noix vomique.* *La strychnine.* *Alcool* (esprit de vin). *Éther sulfurique.*	On fait *vomir* par les moyens ordinaires, puis : *Eau acidulée* avec le *vinaigre*, le *jus de citron*, etc. — Si les coliques sont trop violentes, on place 15 ou 20 *sangsues* sur la partie douloureuse du ventre, et on fait *boire* de *l'eau sucrée*.

SYMPTÔMES.	TRAITEMENT OU CONTREPOISON.

14° Empoisonnement par les Champignons.

Les mêmes que ci-dessus.	On fait *vomir* promptement par les *vomitifs* les *plus doux* (huile, etc.), et on ne donne l'*émétique* ou le *sulfate de zinc* (vitriol blanc) que si le malade ne pouvait vomir. — Le *vinaigre* ne convient, comme contrepoison, que lorsque tout le poison est évacué. — Il ne faut pas oublier que le vinaigre dans lequel on a fait macérer des champignons vénéneux, devient un *poison très-violent*. Il en est de même de l'eau salée. — Les champignons ont alors perdu leur propriété vénéneuse. — Si on veut s'en assurer, il suffit de plonger dans l'eau bouillante qui les contient une cuiller d'argent, qui ne noircit pas alors. Elle noircirait si les champignons étaient vénéneux. — Ce procédé est excellent pour éprouver ceux qu'on fait cuire pour s'en servir dans l'usage ordinaire.

PROCÉDÉ SÛR pour rendre les champignons VÉNÉNEUX inoffensifs.

Faites macérer pendant 2 à 3 heures 500 grammes (1 livre) de champignons coupés en morceaux, dans un kilogramme (2 livres) d'eau à laquelle vous ajouterez 3 à 4 cuillerées de *bon vinaigre* ou 3 à 4 *poignées de sel gris* (sel de cuisine). Au bout de 2 à 3 heures de macération, lavez à grande eau, jetez ensuite vos champignons dans l'eau froide, et faites bouillir pendant une demi-heure. Lavez, essuyez et apprêtez. — *Faites toujours l'essai avec la cuiller d'argent.* — Les fausses *oronges*, les champignons *bulbeux* et *vénéneux*, dont l'odeur est repoussante, dont le goût est détestable, deviennent bons et comestibles.

15° Empoisonnement par les Huîtres, Moules, Dorade, Congre, Culpé, Cailleux-Tassart, etc.

1° On fait vomir avec l'émétique ;
2° On donne de l'eau sucrée dans laquelle on a mis 15 à 20 gouttes d'éther sulfurique par verre d'eau.

16° Empoisonnement par la Morsure de la Vipère, des Serpents, etc.

(Poisons septiques ou putréfiants.)

Syncope. — Faiblesse générale. — Douleur vive dans la plaie, puis dans tous les membres. — Gonflement. — Rougeur noirâtre dans la plaie. — Sueurs froides, etc.	Dès qu'on se sent mordu par une *vipère*, on se serre légèrement au-dessus de la plaie, et on *cautérise* (brûle) le plus promptement possible, soit avec un *fer chauffé à blanc* (la douleur est moins vive), soit *avec de la poudre* qu'on enflamme sur la plaie. — Si l'on n'a aucun caustique à sa disposition, on fait saigner la plaie, on en presse les bords, on lave avec de l'eau tiède ou froide, en attendant qu'on cautérise. — On frictionne avec un mélange d'*ammoniaque* (alcali volatil) et d'*huile d'olive*. — On en verse quelques gouttes dans la plaie. — On avale 5 à 6 gouttes d'*alcali* dans une *infusion de sureau*, etc. (Exciter la transpiration au plus haut degré.)

N. B. Dans l'empoisonnement par le venin de la vipère, il faut bien se garder de prendre du lait, car il paraît que la blessure est mortelle lorsqu'on en a bu avant ou après avoir été mordu.

TRAITEMENT PARTICULIER.

17° Piqûres des Insectes venimeux (GUÊPE, ABEILLE, ETC.).

Si l'aiguillon est resté dans la plaie, il faut l'extraire promptement : on frotte ensuite la blessure avec le mélange suivant :

> *Ammoniaque* 1 partie.
> *Huile d'olives* 2

A défaut de ces substances, on frotte la plaie avec une *gousse d'ail*, avec une feuille d'*oignon* ou de *poireau*, puis on applique dessus un cataplasme d'*oignon pilé avec du sel* délayé dans un peu de vinaigre.

On prétend également que les *fleurs* et la *boue* sont excellents pour guérir cette blessure. On peut en faire l'expérience.

18° Animaux enragés (HYDROPHOBIE).

Le poison qui donne la mort dans les animaux enragés se trouve dans leur bave ; on l'appelle *acide ragique* et il agit en décomposant le sang.

TRAITEMENT.

Deux manières d'agir :
> 1° Sur le moral ;
> 2° Sur le physique.

1° La première chose qu'il faut faire c'est de tranquilliser la personne mordue en tâchant de lui persuader que l'animal n'est pas enragé. Il arrive souvent que la peur seule suffit pour décomposer le sang.

2° On déshabille entièrement le malade et on lave ses vêtements. Si la plaie est récente, on la laisse saigner, on la presse dans tous les sens, puis on la lave avec de l'eau tiède dans laquelle on a fait dissoudre du sel ou du savon. Si la blessure est profonde et étroite, il faut l'élargir avec un instrument tranchant, la faire saigner, la laver et l'essuyer avec un linge rude pour enlever le venin. Une ventouse sera toujours préférable.

Après ce premier traitement, qui ne doit demander que quelques instants, on cautérise promptement la blessure ou les blessures, même les simples écorchures. 1° On plonge jusqu'au fond de la plaie un fer chauffé à blanc. L'opération réussit d'autant mieux et est d'autant moins douloureuse que le fer est plus blanc. — 2° On peut se servir avec succès d'une pincée de poudre de chasse qu'on enflamme avec un fer rouge ou une allumette. Ce moyen est préférable pour les personnes timides, puisqu'il suffit d'un instant pour agir.

Si l'animal enragé avait mordu le doigt profondément, je ne balancerais pas un instant à le faire couper ou à le couper moi-même.

Quelques heures après la cautérisation, on couvre la blessure avec un large vésicatoire qu'on panse avec du cérat.

19° Asphyxie par l'Acide Carbonique et la corruption de l'air (CHARBON, ETC.).

Il faut se hâter de mettre le malade au *grand air*; on le *déshabille* et on le couche *sur le dos*. Ordinairement ce simple traitement fait revenir le malade. Si le contraire a lieu, ou tient la *poitrine élevée*, on la *frictionne* avec un morceau d'étoffe trempée dans du vinaigre ou dans de l'eau-de-vie. — On frotte avec une *grosse brosse*, trempée de la même manière, la *région du cœur*, la *colonne vertébrale*, la *plante des pieds*, les *poignets*, etc. — On fait des aspersions d'eau froide ou de vinaigre étendu d'eau, d'eau-de-vie camphrée, sur tout le corps. — On essuie avec des *linges chauds* et on recommence. — On fait respirer de l'*ammoniaque*, de l'*éther*, etc., des *allumettes soufrées et allumées;* on *chatouille* les narines avec une plume, etc. — On donne un *lavement irritant* avec l'*eau froide et salée* ou le *vinaigre*. — Aussitôt que les battements du cœur se font sentir, on *souffle de l'air* dans les *poumons*, par le *nez*, au moyen d'un *soufflet neuf*, si cela est possible.

TRAITEMENT PARTICULIER.

20° Asphyxie des Noyés.

Qui tôt ensevelit bien souvent assassine,
Et tel est cru défunt qui n'en a que la mine.

C'est surtout pour les *noyés* que ce malheur est à craindre. On devra donc suivre de point en point le traitement que nous recommandons ici, car on a vu de ces infortunés revenir à la vie après 7 *heures* de soins assidus. Ordinairement on se contente de quelques heures de traitement, et tout est dit.

Avant tout, il faut éviter de mettre la tête du noyé *en bas* pour lui faire évacuer l'eau, comme on en a la malheureuse habitude : ce procédé lui donnerait infailliblement la mort ; après l'avoir placé dans un endroit *sec et chaud*, on le met *entièrement nu*, on le couche auprès d'un bon feu, sur un ou plusieurs matelas, enveloppé dans deux couvertures de laine, et la tête *un peu élevée* sur un oreiller dur ; on le penche sur le *côté droit* pour favoriser la sortie de l'eau, et on lui essuie tout le corps avec des serviettes bien sèches et chaudes. Il faut que toutes ces prescriptions soient faites en moins de temps que nous ne mettons à les écrire [1]. On sollicite ensuite promptement les contractions du cœur extérieurement et intérieurement.

1° *Extérieurement :*

On frictionne assez fortement tout le corps avec de la *flanelle chaude et sèche*, ou avec une *brosse*, ou même avec *la main* ; on recommence la même opération avec de l'*alcool pur* ou *camphré*, du *vinaigre*, etc. Pour réchauffer le corps et les membres on fait usage de briques chaudes ; on peut encore promener sur tout le corps des sachets remplis de cendre chaude, une bassinoire garnie de feu, un fer à repasser ou même une vessie remplie d'eau chaude.

2° *A l'intérieur :*

On chatouille les *narines* avec les barbes d'une plume d'oie ordinaire, en promenant en même temps sous *le nez* un flacon d'*ammoniaque* (alcali volatil), des *allumettes soufrées* et *allumées* ; on excite également la *bouche*, les *lèvres* et la *luette* avec les barbes d'une plume ou avec quelques gouttes d'ammoniaque dans une cuillerée d'eau, ou bien avec de l'eau-de-vie, du vinaigre pur, etc.

On donne des lavements *chauds* d'eau salée ou vinaigrée. Aussitôt que les contractions du cœur se manifestent, on insuffle de l'air dans les poumons avec un *soufflet neuf* s'il est possible, en fermant la bouche et une narine et en soufflant par l'autre. Si le soufflet n'est pas neuf, il faut avoir soin de souffler quelques coups auparavant, afin de chasser la poussière qui pourrait s'y trouver renfermée.

Dès que la chaleur se rétablit, si la figure est *rouge* ou *violette*, si les *veines* paraissent *gonflées*, il est bon de faire une saignée du bras, du pied ou mieux de la jugulaire (veine de la gorge).

Dès que le noyé est revenu à la vie et qu'il peut avaler, on lui donne *quelques cuillerées d'eau-de-vie* ou *d'eau de Cologne* coupée avec de l'eau. Si l'asphyxie a eu lieu quelque temps après le repas, il faut faire *vomir* pour débarrasser l'estomac.

Si le noyé ne revient point à la vie, on fait *brûler sur la région du cœur, sur le creux de l'estomac, dans les mains, sous la plante des pieds, du papier, de l'amadou*, etc., et on ne doit abandonner le noyé que lorsqu'il y a certitude de mort, ce qu'on ne connaît *sûrement* que par la décomposition cadavérique et non pas par la cessation des battements du cœur, signe toujours très-incertain.

---

[1] Quand le corps, la bouche, le nez seront bien nettoyés, on pourra mettre une chemise et un bonnet de laine au malade.

SYMPTÔMES.	NOMS DES POISONS.	TRAITEMENT OU CONTREPOISON.

21° Asphyxie par les exhalaisons animales, les Fosses d'aisance, etc. [1]

SYMPTÔMES.	NOMS DES POISONS.	TRAITEMENT OU CONTREPOISON.
On appelle *plomb* les vapeurs délétères qui, en s'échappant des puisards ou des fosses d'aisance, asphyxient les hommes. — Les malheureux ouvriers semblent retenus par un poids; ils poussent des cris involontaires, ont un rire sardonique; ils ressentent de vives douleurs dans les articulations, puis vient le délire et la mort. — Quelquefois la victime tombe comme foudroyée. — On en a vu d'autres fuir, sauter, déraisonner, babiller beaucoup, et tomber pour ne plus se relever.	L'*acide sulfhydrique* (gaz puant), l'*ammoniaque*, son *carbonate* et son *hydrosulfate*, l'*azote*, etc., et autres exhalaisons animales, sont la cause de cette asphyxie.	Dès que ce malheur, qui est très-fréquent, arrive, on expose vite le malade au *grand air*, on le dépouille de *tous ses vêtements*, et on lui *lave* tout le corps avec de *l'eau froide vinaigrée*; puis on le *frictionne fortement*, comme ci-dessus, avec une *grosse et rude brosse*. On se dépêche de lui faire respirer du *chlore*, et, si on n'a que du *chlorure de chaux*, on en fait dissoudre dans l'eau, et on lui en *lave* tout le corps. Si *l'eau des fosses d'aisance* était entrée dans *l'estomac*, on ferait *vomir* par les moyens ordinaires, puis on ferait avaler un verre d'eau contenant une *cuillerée à café de chlore*. — *Le reste regarde le médecin.* Si on n'a pas de chlore à sa disposition, on met dans un verre une petite poignée de sel de cuisine, et on verse dessus de l'acide sulfurique (vitriol) étendu d'eau. — On fait respirer de temps en temps le gaz qui se dégage (chlore).

[1] Ces cas se présentent rarement dans la marine; cependant ils peuvent trouver quelquefois leur application.

LE MANS. — IMP. DE JULIEN, LANIER ET Cᵉ.

LE MANS

IMPRIMERIE DE JULIEN, LANIER ET Cᵉ

PLACE DES HALLES, 12

CATALOGUE

DES

OBJETS D'ART & D'AMEUBLEMENT

Anciens et de Style

TABLEAUX ANCIENS ET MODERNES

Aquarelles — Gravures

SCULPTURES

PORCELAINES - FAIENCES - OBJETS VARIÉS

Bronzes d'Art et d'Ameublement

PENDULES

MEUBLES ET SIÈGES

Bel ameublement de salle à manger de style Renaissance
Meuble de salon en tapisserie d'Aubusson

TAPISSERIE DU XVIIᵉ SIÈCLE

Tapisseries au point, Tentures, Étoffes

DONT LA VENTE AUX ENCHÈRES PUBLIQUES AURA LIEU

HOTEL DROUOT, SALLE Nº 11

Le Samedi 30 Mai 1908, à deux heures

COMMISSAIRE-PRISEUR	EXPERTS
Mᶜ F. LAIR-DUBREUIL	MM. PAULME et B. LASQUIN fils
6, rue Favart	10, rue Chauchat | 12, rue Laffitte

EXPOSITION PUBLIQUE

Le Vendredi 29 Mai 1908, de 2 heures à 6 heures

CONDITIONS DE LA VENTE

Elle sera faite au comptant.

Les adjudicataires paieront *dix pour cent* en sus des enchères.

L'exposition mettant le public à même de se rendre compte de l'état et de la nature des objets, aucune réclamation ne sera admise une fois l'adjudication prononcée.

Paris.— Imp. de l'Art, CH. BERGER et Cⁱᵉ, 41, rue de la Victoire

DÉSIGNATION

TABLEAUX ANCIENS

ET MODERNES

AQUARELLES, GRAVURES

1 — BEARK. Le Sphinx : Paysage d'Orient. — Aquarelle.

2 — BEARK. Touareg. — Aquarelle.

3 — DESBROSSES (Jean). Paysage.

4 — ÉCOLE ANGLAISE. Portrait de Jeune Homme. — Pastel.

5 — ÉCOLE FRANÇAISE. Portrait de Jeune Femme en corsage bleu. — Pastel.

6 — ÉCOLE FRANÇAISE DU XVIIIᵉ SIÈCLE. Portrait de Femme vêtue d'une robe brodée, avec fleur au corsage.

7 — ÉCOLE FRANÇAISE. Portrait de Femme Louis XVI, forme ovale.

8 — ÉCOLE FRANÇAISE. Le Modèle.

9 — ÉCOLE FRANÇAISE. Amours aiguisant leurs traits. — Deux pendants.

10 — ÉCOLE FRANÇAISE. Portrait de Femme. — Toile ovale.

11 — ÉCOLE FRANÇAISE DU XVIIIe SIÈCLE. Scènes de personnages chinois et animaux dans des paysages. — Quatre panneaux décoratifs.

12 — ÉCOLE ITALIENNE. Hercule enfant.

13 — ÉCOLE ITALIENNE. Portraits de Grands Poètes italiens. — Huit pièces.

14 — ÉCOLE ITALIENNE. Saint Gérôme.

15 — ÉCOLE ITALIENNE. La Création de la Femme. — Adam et Ève chassés du Paradis. — Deux toiles décoratives du XVIIe siècle.

16 — ÉCOLE MODERNE. Nature morte.

17 — ÉCOLE MODERNE. Portrait de Femme. — Pastel de forme ovale.

18 — ÉCOLE MODERNE. Cheval à l'écurie.

19 — ÉCOLE MODERNE. Fleurs et Pomme.

20 — ÉCOLE MODERNE. Marine.

21 — ÉCOLE MODERNE. Paysage.

22 — ÉCOLE MODERNE. Le Port.

23 — ESCUDIER. Jeune Femme au chat.

24 — FRÈRE (Ch.). La Grande Sœur.

25 — GIDE. Le Sanglier forcé. — Aquarelle.

26 — HELLEU. Tête de Femme. — Gravure.

27 — HELVERDINK (Joh). Maisons dans un paysage montagneux.

28 — HUBERT ROBERT (Genre de). Ruines et personnages. — Deux peintures décoratives. — Toile. Haut., 2 m. 50 cent.; larg., 1 m. 25 cent.

29 — INCONNU. Portrait d'Homme. — Toile.

30 — KOEKKOEK. Paysage avec figures de Femme et d'Enfant.

31 — KOEKKOEK (J.-H.-B.). Barque accostant un navire.

32 — KOEKKOEK (W.). La Chaumière : Paysage bord de rivière.

33 — KOEKKOEK (M.-A). Paysage avec figures et cascade.

34 — KOEKKOEK (H.). Le Naufrage.

35 — KOEKKOEK. Paysage avec figures et animaux.

36 — LESCKERT. Plage à marée basse.

37 — PASQUET (H.). Jeune Femme garnissant un vase de fleurs.

38 — PERNET (D'après). Ruines romaines; gravure en couleur, par JANINET.

39 — QUINTON. Le Chevrier.

40 — RAFFAËLLI. Les Deux vieux. — Dessin.

41 — STEIN. Le Marché aux fleurs. — Aquarelle.

42 — VALLÉE. Paysage : Les Laveuses.

SCULPTURES

43 — Statuette en pierre : Christ debout.— Autre plus petite en bois sculpté.

44 — Groupe en marbre tendre : Figure d'homme assis, la main appuyée sur une urne. XVIIIe siècle.

45 — Buste de femme en marbre blanc, par SAINT-SEINE.

46 — Statuette en marbre, de DELAVIGNE : l'Amour captif.

47 — Cinq grands panneaux en bois sculpté d'époque Louis XIII.

PORCELAINES, FAIENCES

48 — Saucière en porcelaine de la Compagnie des Indes, décor à fleurs.

49 — Théière en ancienne porcelaine de Chine.

50 — Petit vase en ancienne porcelaine de Chine, fond jaune.

51 — Six assiettes en ancienne faïence de Delft,
à décors variés en bleu.

52 — Plat en ancienne faïence de Moustiers,
décor à l'œillet en bleu.

53 — Grand plat en ancienne faïence de Delft,
décor bleu.

54 — Plat plus petit en même faïence et de décor
analogue.

55 — Plat en ancienne faïence, à corbeille de
fleurs en bleu.

56 — Deux Chimères en ancien grès émaillé de
Chine.

57 — Assiette en ancienne faïence de Delft,
décor polychrome d'oiseau et d'arbustes.

58 — Plat en ancienne faïence de Rhodes à
fleurs et feuillages.

59 — Cinq assiettes en ancienne porcelaine de
Chine, décorées de fleurs.

60 — Trois assiettes en ancienne faïence de
Strasbourg, décor à fleurs,

61 — Porte-bouquets, à cinq tubes forme asperges, en ancienne faïence décorée.

62 — Flacon à thé en ancienne porcelaine d'Allemagne, décor de légumes, noix et fleurs.

63 — Tasse et soucoupe en ancienne porcelaine d'Allemagne, au chiffre *E. M.*, formé de guirlandes de fleurs.

64 — Trois plats en ancienne faïence de Delft, à décors variés en polychrome.

65 — Plat en même faïence, fond vert, décoré de quatre réserves à fleurs et d'une rosace centrale.

66 — Plat en même faïence, décoré en camaïeu d'une chasse au cerf.

67 — Petit présentoir en faïence de Delft, décor en relief de feuillages et de fruits.

68 — Paire de bouteilles en ancienne faïence de Delft, décor bleu sur fond blanc. Montées en lampes.

69 — Garniture de cinq pièces en ancienne faïence de Delft, fond vert, décor persan de fleurettes et d'animaux en couleur.

70 — Petit vase en porcelaine de Chine, décor
en bleu.

71 — Grande potiche couverte en porcelaine de
Chine, décor en relief de fleurs et d'insectes
en couleur.

72 — Tasse et soucoupe, porcelaine tendre de
Sèvres, fond vert et réserves d'attributs en
couleur.

73 — Statuette en biscuit : Aphrodite.

74 — Sept assiettes en ancienne porcelaine de
Locré, à bouquets de fleurs.

75 — Assiette en ancienne porcelaine de Fran-
kenthal, décor à fleurs.

76 — Soupière avec son couvercle en vieux Saxe.

77 — Potiche couverte en porcelaine du Japon,
décor en bleu, rouge et or.

OBJETS VARIÉS

78 — Bracelet en filigrane d'argent doré.

79 — Lot d'armes et de casques.

80 — Deux chaînes, dont un tour de cou, en or.

81 — Bracelet, argent filigrané doré.

82 — Deux petits éventails, corne et incrustations.

83 — Escarcelle en perles de couleur; monture argent.

84 — Montre Louis XVI en or.

85 — Montre en métal; cadran émaillé en couleur : petit portrait et attributs.

86 — Montre à double boîtier, argent repoussé. Signé : *Cochin*. Époque Louis XV.

87 — Boîtier de montre, argent repoussé. Époque Louis XIII.

88 — Deux Divinités hindoues peintes et dorées.

89 — Émail sur cuivre : Saint Philippe. Cadre
ancien sculpté et redoré.

90 — Émail sur cuivre : Catherine de Médicis.
Cadre ancien sculpté et redoré.

91 — Vitraux peints : Sujets à personnages.
Quatre panneaux.

92 — Deux vitraux anciens : la Bénédiction de
l'Écu de France; la Légende d'Abraham et
de Melchissédech.

93 — Baromètre en bois sculpté doré. Époque
Louis XVI. Cadran moderne.

94 — Panneau peint à armoiries et fleurs dans
un cadre en bois doré.

95 — Colonne cannelée en bois sculpté peint
gris relevé de dorure.

96 — Colonne en marbre blanc garnie de bronze.

97 — Colonne en marbre onyx avec chapiteau
et base en bronze doré.

98 — Grande porte à deux battants cintrés dans
le haut, garnis de petites glaces.

BRONZES D'ART ET D'AMEUBLEMENT
PENDULES

99 — Paire de coupes en bronze doré, sur socles en marbre.

100 — Garniture de cheminée en bronze doré de style Louis XV; composée de : pendule et deux candélabres à trois lumières.

101 — Galerie de foyer en bronze, de style Louis XV.

102 — Paire de flambeaux en marbre noir et blanc; montés en bronze. Fin du XVIIIe siècle.

103 — Paire de candélabres en bronze à figures d'enfants portant quatre lumières; socles en marbre rouge à cannelures.

104 — Groupe en étain : Jeune femme à la coquille, de A. FORETAY.

105 — Statuette en bronze : Faune dansant; contre-socle en onyx.

106 — Statuette en bronze : Mirabeau, par Tru-
phème. Édition de *Colin*.

107 — Statuette en bronze : le Joueur de cymba-
les, par Renda.

108 — Groupe en bronze : Saint-Louis, de Le-
vasseur.

109 — Groupe en bronze : le Baiser, par Rodin.
Édition de *Barbedienne*.

110 — Statuette en bronze : Pêcheuse de Puys,
de J.-B. Carpeaux.

111 — Pêcheur napolitain, bronze de Carpeaux.
Édition de *Colin*.

112 — Groupe en bronze : l'Éducation de Bac-
chus, d'après Clodion.

113 — Groupe en bronze : Faune jouant de la
flûte, d'après Clodion.

114 — Statuette en bronze, par Mathurin Mo-
reau : la Source ; socle en marbre rouge.

115 — Pendule en marbre noir, avec plaques en
marbre vert de mer.

116 — Pendule en cuivre et bronze, à mouvement invisible.

117 — Pendule en bronze doré Empire : sujet à figure de nègre debout ; bas-relief d'enfant sur le socle.

118 — Pendule Restauration, en forme de vase, bronze patiné et bronze doré.

119 — Pendule Restauration, forme lyre, en bois, ornée de bronzes. Cadran métallique doré.

120 — Pendule Louis XVI en marbres de couleur et bronze doré, à motifs de colonnettes-balustres et vases fleuris.

MEUBLES ET SIÈGES

121 — Paravent à trois feuilles, garnies en soie de Chine brodée.

122 — Glace biseautée, cadre partie en glaces, partie en bois noir guilloché, garni d'appliques en cuivre repoussé.

123 — Bureau-ministre en bois noir.

124 — Meuble d'entre-deux en bois noir, de forme contournée, garni de bronzes. Dessus de marbre.

125 — Meuble-cabinet en bois laqué noir, décor d'oiseaux et de fleurs en couleur.

126 — Petit meuble-cabinet en bois noir, garni de plaques en émail, décorées de sujets variés.

127 — Table à quatre faces en bois sculpté doré, bandeau à enroulements à jour, sur quatre pieds reliés par deux arcs formant entre-jambe. Dessus de marbre. Style Louis XVI.

128 — Petit meuble en marqueterie de bois, ouvrant à deux tiroirs et formant secrétaire dans le haut. Dessus en marbre gris.

129 — Petite commode en marqueterie de bois. Style Louis XVI.

130 — Grand cabinet, posé sur un socle à quatre pieds en laque de Chine, ouvrant à deux vantaux décorés de paysages et personnages. L'intérieur représente une pagode et est garni de nombreux tiroirs.

131 — Petit bureau dos-d'âne, surmonté d'une glace en laque de Chine, à décor d'or sur fond noir.

132 — Coffre en bois sculpté, décor à ornements et palmes. Commencement du xviie siècle.

133 — Table de salon en bois sculpté peint gris, de style Louis XV; dessus en velours.

134 — Petit guéridon en acajou, à filets de cuivre sur pied rectangulaire.

135 — Console en acajou et cuivre, à dessus de marbre. Époque Louis XVI.

136 — Bel ameublement de salle à manger en noyer sculpté et ciré, de style Renaissance, composée de : buffet à trois corps, le corps central formant cheminée avec glace, console, dressoir, une table avec allonges et huit chaises garnies en cuir.

138 — Fauteuil de bureau en bois noir.

139 — Divan garni de toile grise et quatre coussins.

140 — Grand canapé en bois sculpté peint gris,
d'époque Louis XV, garni de canne avec
coussin en velours vert ciselé.

141 — Quatre chaises, bois sculpté peint gris,
de style Louis XV, garnies de canne avec
coussin en velours vert ciselé.

142 — Canapé Louis XVI en bois sculpté peint
blanc rehaussé de filets verts, garni en soie
brochée fond vert.

143 — Fauteuil analogue au siège précédent,
garni en soie moirée à bandes roses et crème
alternées.

144 — Bergère en bois sculpté peint gris, de
style Louis XVI, garnie en brocart, fond
crème.

145 — Ameublement de salon en bois doré, de
style Louis XVI, couvert en fine tapisserie
d'Aubusson, composé de : un canapé et quatre fauteuils.

TAPISSERIES

TENTURES, ÉTOFFES

146 — Tapis de table en drap rouge soutaché, à dessin oriental.

147 — Nappe d'autel, toile brodée en filet.

148 — Quatre serviettes damassées, du temps de Louis XV, provenant du service royal.

149 — Robe Louis XV en toile imprimée.

150 — Feuille d'écran en ancienne tapisserie au point et au petit point. XVIIe siècle.

151 — Deux garnitures de fauteuils en ancienne tapisserie au petit point, décor de fleurs et de feuillages en soie.

152 — Feuille d'écran ; ancienne tapisserie au point.

153 — Lot de fragments d'anciennes tapisseries et de petit point.

154 — Deux portières avec bandeau en velours rouge et applications de soie. Style Renaissance.

155 — Tapisserie du xviie siècle, représentant une scène tirée de l'histoire ancienne. Bordure à rinceaux feuillagés. — Haut., 3 m. 35 cent.; larg., 3 mètres.

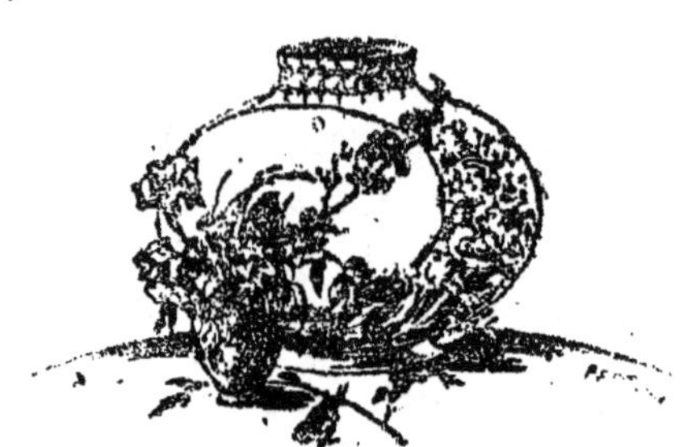